Td $\frac{127}{98}$

RÉFLEXIONS

SUR

LES LUXATIONS DU FÉMUR

DIRECTEMENT EN BAS,

A PROPOS D'UNE NOUVELLE OBSERVATION DE CE GENRE.

RÉFLEXIONS

SUR

LES LUXATIONS DU FÉMUR

DIRECTEMENT EN BAS,

A PROPOS D'UNE NOUVELLE OBSERVATION DE CE GENRE,

PAR M. LE PROFESSEUR BOUISSON.

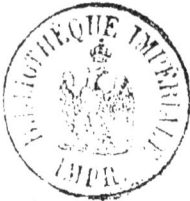

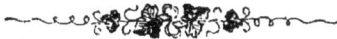

―――⟶⟵※⟶⟵―――

MONTPELLIER

CHEZ J. MARTEL AÎNÉ, IMPRIMEUR DE LA FACULTÉ DE MÉDECINE,
rue Canabasserie 2, près la Préfecture

1853

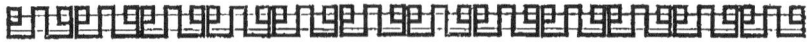

RÉFLEXIONS

SUR

LES LUXATIONS DU FÉMUR

DIRECTEMENT EN BAS,

A PROPOS D'UNE NOUVELLE OBSERVATION DE CE GENRE.

A mesure que le diagnostic et l'anatomie pathologique des luxations font des progrès, les lacunes de la science relatives aux espèces et aux variétés des luxations deviennent plus faciles à combler, et telle observation qu'on eût autrefois regardée comme insuffisante ou douteuse, peut aujourd'hui prendre une place légitime parmi les notions sur lesquelles est basée l'histoire complète des luxations dont une articulation peut être le siége. Une étude exacte des dispositions morbides trouvées sur le cadavre, et l'examen sévère des caractères physiques ou physiologiques présentés par les individus atteints de luxations, ont concouru à réaliser ce progrès. L'anatomie pathologique peut sans doute être citée comme la première source de vérité en pareille matière, et il y a peu de temps encore, lorsqu'un point était litigieux dans l'histoire d'une luxation, on n'admettait d'autre solution que celle que donnait la dissection des parties lésées. Les données du diagnostic étaient impitoyablement refusées, au moins par les adeptes d'une École chirurgicale dont les prétentions au positivisme étaient tellement exigeantes, que cette exigence même retardait les progrès de la science. J'ai entendu, dans la discussion des thèses d'un concours de chirurgie auquel j'ai pris part à Paris (1), d'honorables compétiteurs soutenir, à propos de certaines luxations rares, que la vérification faite sur le cadavre pouvait seule établir la réalité d'un fait chirurgical, et que le diagnostic, n'ayant pas la même valeur probatoire et exposant à de fausses interprétations ou à des erreurs considérables, devait être mis en réserve quand il s'agissait d'affirmer l'existence d'une espèce rare de luxation.

Nous avons assez invoqué, dans d'autres circonstances, les services de l'anatomie pathologique pour n'être pas soupçonné de partialité envers cette science favorite de notre époque; mais nous sommes loin de partager l'exclusivisme de ceux qui ont voulu n'admettre que les révélations du cadavre. En tant qu'il s'agit de luxations traumatiques, le diagnostic doit avoir sa part constitutive dans la partie de la science chirurgicale qui s'y rapporte, et l'étude des caractères extérieurs de la luxation observée chez le vivant, combinée avec les données étiologiques et physiologiques, doit fournir dans bon nombre de cas une révélation du genre de lésion au même titre de certitude que l'examen cadavérique. Le diagnostic bien établi est, à vrai dire, une sorte d'anatomie pathologique des formes extérieures et une interprétation par la vie des désordres qu'on cherche à connaître : à cet égard, on peut en invoquer les lumières pour prouver l'existence d'une luxation rare, comme on invoquerait celles de l'anatomie pathologique.

Nous nous serions peut-être abstenu de ces réflexions préliminaires si l'histoire de la luxation directe du fémur en bas n'avait pas eu la mauvaise fortune de débuter précisément par un exemple basé sur le diagnostic, et malheureusement obscur ou contestable. Dans ce cas, que l'on doit à M. Ollivier et dont il sera question plus tard, le doute était permis et la réserve légitime. Mais une observation incomplète ou équivoque n'enlève pas sa

(1) Concours pour la chaire de clinique chirurgicale vacante par la mort de M. Marjolin et la mutation de M. J. Cloquet. 1851.

valeur à une nouvelle observation plus exacte et plus probante ; et si l'on veut bien admettre que le diagnostic des luxations a fait quelque progrès, on sera sans doute mieux disposé à accepter un nouvel exemple qui nous a paru réunir tous les éléments qui témoignent de sa réalité. Comme il n'est pas, du reste, le seul que la science possède, établissons préalablement, en quelques mots, où en est la question.

La luxation de la tête du fémur directement en bas peut s'effectuer aussi bien que d'autres luxations contestées, telles que la luxation de la tête du fémur directement en arrière, dont nous avons cité ailleurs un exemple (1) ; c'est-à-dire que le déplacement dans ce sens ne rencontre aucun obstacle absolu, et que, s'il a lieu plus rarement que les autres, c'est qu'il faut un concours de causes plus violentes et plus exceptionnelles.

La cavité cotyloïde est située de telle manière que, dans les conditions accidentelles où la tête du fémur peut l'abandonner, sous l'influence d'une cause violente, cet abandon se fait surtout dans la direction de ses diamètres obliques, vers l'extrémité desquels l'os de la cuisse est entraîné. Le diamètre oblique de haut en bas et d'arrière en avant est celui que la tête fémorale suit le plus ordinairement dans ses déplacements, et où elle est le plus facilement entraînée, tant par la prédominance des mouvements d'adduction et d'abduction de la cuisse et par l'attitude qui en résulte au moment des chutes, que par le concours des dispositions anatomiques représentées soit par les échancrures de la cavité cotyloïde, soit par la résistance inégale de la capsule fibreuse : de là résulte la fréquence relative des luxations *iliaque* et *obturatrice*. Dans un second ordre de fréquence viennent les luxations qui se font aux extrémités du diamètre oblique de haut en bas et d'avant en arrière, et qu'on désigne sous les noms de luxation *pubienne* et de luxation *sacro-sciatique*. Mais si la science a pu, non sans tâtonnement et sans controverses, arriver à établir d'une manière

(1) Voyez notre mémoire intitulé : Observations et réflexions sur quelques variétés rares de luxations, *Annales de la chirurgie française et étrangère*, T. IX.

satisfaisante et acceptable les principales espèces de luxations coxo-fémorales que nous venons d'indiquer, elle doit aujourd'hui enregistrer des luxations qui se font dans l'intervalle des diamètres obliques, et qui, pour être rares, n'en sont pas moins dignes de fixer l'attention des praticiens.

Parmi ces luxations insolites, l'une de celles qui présentent le plus d'intérêt, soit à cause de sa rareté même, soit à cause de la possibilité de la confondre avec la luxation sacro-sciatique ou avec la luxation obturatrice, est la luxation qui se fait directement en bas, et dont la synonymie prématurément compliquée semble indiquer au moins, de la part des chirurgiens qui l'ont dénommée, la conviction qu'elle doit figurer parmi les luxations classiques du fémur.

La luxation du fémur directement en bas, nommée *ischiatique* par M. Gerdy (1), *sous – cotyloïdienne* par M. Vidal (2) de Cassis, est celle qui, d'après l'idée qu'en donnent ces dénominations, se fait vers la tubérosité sciatique, et dans laquelle, par conséquent, la tête du fémur s'échappe au-dessous de la cavité cotyloïde, dans le sens d'un des rayons inférieurs. La mention de cette luxation est négligée par la plupart des auteurs antérieurs à l'époque contemporaine : elle est même niée dans sa possibilité par certains d'entre eux, notamment par Jean-Louis Petit. Voici comment ce chirurgien s'est exprimé (3) : « Je pense, dit-il, qu'il n'y a point d'autres luxations en bas que celles qui se font en dedans, et il me semble impossible, ajoute-t-il, que la tête du fémur reste fixée sur l'os ischion, de façon à résister à la contraction des muscles qui tirent en haut, comme elle y résiste lorsque, jetée en dedans, elle s'engage et se loge dans le trou ovalaire. » Jean-Louis Petit a été imité par Callisen, Boyer, Delpech et quelques autres écrivains dont l'opinion a long-temps fait foi. A. Cooper lui-même, dont la vaste expérience lui permettait de juger avec autorité les questions relatives aux luxations, se croyait autorisé à contester la

---

(1) *Archives générales de médecine*, 2ᵉ série, T. VI, p. 174.
(2) Traité de pathol. exter. et de méd. opérat., 3ᵉ édit., T. II, p. 576.
(3) Traité des maladies des os, T. I, p. 220, éd. in-12.

réalité, sinon la possibilité de la luxation du fémur en bas.
« Je dois faire observer, dit le chirurgien anglais (1), que depuis
trente années aucune luxation de cette espèce ne s'est présen-
tée à l'hôpital de Guy ni à l'hôpital Saint-Thomas, et sans nier
la possibilité de cette luxation, je suis cependant porté à croire
qu'il y a eu quelque méprise à ce sujet. »

Le doute du chirurgien anglais était basé probablement non-
seulement sur le silence de son expérience personnelle, mais
sur les indications trop courtes ou vagues fournies par les
auteurs qui avaient mentionné cette luxation sans citer des cas
particuliers et détaillés. C'est ainsi que B. Bell (2), après avoir
dit que le fémur peut se luxer de quatre manières, se contente
d'ajouter qu'il peut même se luxer directement en bas. Leveillé,
tout en admettant la même luxation, est aussi très-sobre de
détails. « Dans la dernière variété de luxation, dit-il (3), la
capsule est déchirée en arrière ; la tête de l'os est appliquée sur
la tubérosité de l'ischion, où elle est retenue par la tension
de la partie supérieure et intacte de cette même capsule, et par
la contraction des muscles qui s'attachent aux trochanters. » Il
est regrettable que Leveillé n'ait pas dit si les caractères
anatomiques qu'il énonce ont été vérifiés sur le cadavre ou
s'ils sont le fruit d'une induction théorique ; il est à présumer
que, s'il avait eu connaissance de quelque fait authentique, il
aurait eu le soin de le citer.

M. Ollivier a recueilli et publié le premier exemple détaillé
sous le titre de *luxation du fémur directement en bas*. C'est cet
exemple dont la valeur a été, non sans quelque raison, con-
testée par plusieurs chirurgiens, et où l'on trouve, en effet, des
assertions contradictoires qui en affaiblissent l'importance. Il
s'agit dans ce cas d'un bûcheron qui fut renversé par la chute
inattendue d'un arbre assez élevé, et qui, frappé par une grosse
branche à la partie interne et inférieure de la cuisse droite, eut le
membre porté subitement et avec force dans l'abduction. Immé-

(1) OEuvres chirurgicales complètes, p 9.
(2) Cours complet de chirurgie, trad. par Bosquillon, T. VI. p. 147.
(3) Nouvelle doctrine chirurgicale, T. II, p. 121.

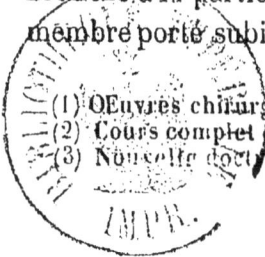

diatement après l'accident, on le transporta à l'hôpital d'Angers, et l'on constata les symptômes suivants : flexion légère de la cuisse sur le bassin et abduction, rotation de la cuisse en dedans, jambe fléchie sur la cuisse et portée ainsi que le pied dans la rotation en dehors ; pas d'allongement sensible ; dépression médiocre au pli de l'aine ; dépression entre l'épine iliaque et le grand trochanter, qui est abaissé et porté en arrière ; fesse arrondie, saillante, dépourvue du pli qu'elle forme avec la cuisse, mais on n'y sent pas la tête du fémur ; extension de la cuisse sur le tronc impossible. — La réduction de cette luxation fut très-facile : on la pratiqua au moyen de l'extension faite selon la direction du membre déplacé, et au premier effort la tête rentra dans sa cavité.

Bien que, dans l'observation que nous venons de rapporter, l'auteur ait cru trouver le caractère d'une luxation du fémur directement en bas, il est impossible de se contenter d'une symptomatologie aussi obscure et contradictoire dans certains points, puisqu'il y est question de la simultanéité de l'abduction de la cuisse et de la rotation du fémur en dedans, et que, d'une autre part, on signale le défaut d'allongement du membre et l'abaissement du trochanter qui implique l'allongement. Une observation de ce genre était propre à ranimer l'incrédulité des chirurgiens qui contestaient l'existence de cette luxation, et on n'a cédé qu'en présence du fait publié par M. Robert (1).

Il s'agit dans ce cas d'un sujet qui, soumis à un traumatisme complexe dont la mort fut promptement la suite, éprouva, entre autres lésions, une luxation du fémur en bas vérifiée par l'autopsie. Parmi les symptômes indiqués par M. Robert, on remarque les suivants : cuisse dans la flexion, l'adduction et la rotation en dedans ; allongement de sept à huit lignes ; fesse arrondie et très-saillante à sa partie inférieure ; tête du fémur sentie au-dessus et en arrière de la tubérosité de l'ischion. La luxation fut réduite ; mais, le malade ayant succombé après la réduction aux suites d'une fracture des côtes, on pratiqua

(1) Gazette médicale de Paris, 17 mars 1835.

l'autopsie, et on trouva le ligament orbiculaire largement ouvert en arrière et en bas, le ligament inter-articulaire rompu et le bourrelet cotyloïdien détaché de son insertion et déchiré sur la longueur. La tête de l'os put être artificiellement replacée dans le point déjà indiqué. Le muscle carré de la cuisse était déchiré.

Cette observation est très-digne d'intérêt, non-seulement parce que l'autopsie met ce genre de lésion hors de doute, mais surtout parce qu'elle indique un rapport remarquable de la tête du fémur avec la tubérosité de l'ischion, qui la rattache jusqu'à un certain point aux luxations en arrière, en ce sens que le membre inférieur est porté dans l'adduction et dans la rotation en dedans.

- M. Desprez (1) a recueilli une observation à peu près analogue, dans laquelle la mort eut lieu aussi et permit de disséquer avec soin les parties. D'après leur disposition sur le cadavre représentée dans une série de dessins, M. Desprez a fait voir que la tête du fémur, située un peu plus en dedans que chez le sujet autopsié par M. Robert, présentait d'ailleurs les mêmes rapports.

Nous aurons à déterminer plus tard si ces luxations se rapportent véritablement à la luxation directe du fémur en bas. Contentons-nous de noter, pour le moment, que la tête du fémur, reposant sur le segment inférieur et postérieur du contour de la cavité cotyloïde, rapproche jusqu'à un certain point ces luxations de celles qui se font en arrière ou dans une direction un peu plus oblique en bas, vers l'extrémité externe de la ligne qui mesure en travers la tubérosité sciatique.

Dans une autre observation publiée par M. J. Roux (2), la luxation qui s'était produite en bas, était sur un plan plus interne et plus assimilable aux luxations obturatrices, sans pouvoir être confondue avec ces dernières. M. J. Roux raconte qu'un forgeron du port de Cherbourg, âgé de 36 ans, s'étant laissé tomber de la hauteur d'un petit mur dans un trou large

(1) Cité par M. Nélaton.
(2) Revue médico-chirurgicale de Paris, T. V, p. 364, ann. 1849.

et profond d'un mètre, la jambe gauche resta sur le bord, tandis que la droite et le corps plongeaient dans le trou : l'écartement des deux cuisses fut considérable, et le malade entendit un craquement. Le lendemain, on s'aperçut que le membre gauche était plus long que le droit ; il survint des douleurs et de la fièvre, qui décidèrent le malade à recourir à un empirique. Il en résulta une perte de temps, et ce ne fut qu'au 33e jour de l'accident que le malade entra à l'hôpital. Les signes suivants furent constatés : membre inférieur gauche plus long que le droit de six centimètres, flexion légère, faible déviation en dehors, possibilité de flexion, d'adduction et d'abduction à un léger degré ; extension impossible, déformation du haut de la cuisse, abaissement du trochanter ; tête du fémur obscurément sentie au-dessus et un peu en dedans de l'ischion ; douleur médiocre, tension des muscles adducteurs. — M. Jules Roux, après avoir diagnostiqué une luxation du fémur appartenant à la variété sous-cotyloïdienne ou en bas, procéda à la réduction, qui, sans doute, en raison de l'ancienneté de la luxation et de son siége, fut très-difficile à obtenir. Le malade, après avoir inhalé du chloroforme, fut soumis d'abord à l'extension ordinaire, qui fut sans effet malgré l'énergie déployée. On substitua à l'extension des tractions sur le membre fléchi : c'est alors que la tête de l'os rentra sans bruit dans la cavité cotyloïde.

Les symptômes sont, comme on le voit, très-différents de ceux qui sont mentionnés dans les observations précédentes. Avant de rechercher les causes de ces différences, complétons le tableau des faits par la narration d'un cas que nous avons récemment observé.

OBSERVATION. — Luxation de la tête du fémur directement en bas ; réduction faite le cinquième jour pendant le sommeil anesthésique et à l'aide de tractions exercées sur le membre fléchi.

Le 23 juillet dernier, le nommé Ferrus, âgé de 16 ans, d'une bonne constitution, employé comme ouvrier maçon dans l'atelier de M. C. Reynaud, à Cette, était monté sur un échafaudage assez élevé et d'une construction compliquée. Il était placé sur

une échelle appuyée sur l'échafaudage, à sept mètres du sol,
et portait sur la tête une pierre pesant environ vingt kilo-
grammes, lorsque, ayant fait un mouvement irrégulier après
une interpellation qui lui fut adressée, il tomba sur un sol assez
dur. La chute ne fut pas directe; elle suivit toutes les vicissi-
tudes que lui imprimèrent les inégalités de l'échafaudage, et
principalement une pièce de bois plantée perpendiculairement
dans la muraille, et qui accrocha le membre inférieur gauche.
Tels furent, du moins, les renseignements transmis par les rares
témoins de cette chute; car le blessé lui-même fut relevé sans
connaissance, dans un état de commotion cérébrale au deu-
xième degré, et incapable de donner aucune information. La
déformation du membre qui annonçait la luxation fut évidente
dès le moment où l'on porta secours au malade; mais on ne
trouva, en l'examinant, aucune autre trace de mutilation grave
dans les membres ou sur le tronc. La tête elle-même, malgré
l'état de commotion où se trouvait le blessé, n'était le siége
d'aucune blessure. Ce n'est qu'en recherchant attentivement
qu'on trouva, à la partie inférieure du bassin, au niveau et en
dedans de la tubérosité sciatique gauche, une forte excoriation.

M. le docteur Barthès, appelé à donner des soins à ce jeune
homme, trouva une indication plus urgente, vu l'état de commotion profonde où sa chute l'avait jeté, à s'occuper de cette
complication, et réussit, par le traitement convenable qu'il
mit en usage, à en faire disparaître assez promptement les
symptômes. On se contenta, en ce qui concernait la lésion du
membre inférieur, que le gonflement de la hanche et des caractères inaccoutumés rendaient d'abord assez obscure, de faire
des applications froides et sédatives, et de mettre le malade
dans une position favorable. Le surlendemain, M. Barthès,
concluant surtout de l'allongement du membre qu'il ne pouvait
s'agir que d'une luxation, se livra à des essais de réduction.
Ces essais furent repris le jour suivant, en déployant une
grande force par l'intervention d'aides vigoureux exerçant une
traction graduée sur le membre luxé. Ces nouvelles tentatives
n'ayant pas eu plus de succès que les premières, notre confrère

qui , en raison de la grave commotion cérébrale qu'avait éprouvée le malade, avait jugé à propos de différer l'emploi du chloroforme, se disposait à mettre les moufles en usage, lorsqu'un accroissement dans la souffrance du malade le décida à m'appeler auprès de lui , pour porter remède à ce cas insolite. Je me rendis à Cette le 28 juillet , c'est-à-dire cinq jours après l'accident.

Mon premier soin fut , après avoir entendu la narration de ce qui s'était passé depuis le moment de la chute , d'examiner attentivement l'état et l'attitude du membre, pour bien apprécier le genre de lésion dont il s'agissait. Les premières apparences semblaient révéler une luxation du fémur dans la fosse ovale ; le membre était plus long que celui du côté opposé; la saillie trochantérienne était effacée ; la cuisse était dans une légère abduction et un peu dans la demi-flexion. Cependant un examen plus détaillé me prouva qu'il s'agissait d'un déplacement plus rare que celui de la tête du fémur dans la fosse ovale, et que cette extrémité osseuse était portée dans une direction autre que celle du trou obturateur. Voici les principaux caractères que présentait le malade :

- La hanche était déformée au niveau du trochanter ; au sinus de l'angle que la cuisse portée dans une légère abduction formait avec le corps, existait une dépression assez prononcée, mais on sentait le trochanter qui était beaucoup plus bas que de coutume. La partie interne et supérieure de la cuisse ne présentait aucune saillie anormale. En arrière et en bas , au niveau de la tubérosité sciatique , existait une saillie arrondie, appréciable à travers les parties molles, subissant un déplacement pendant les mouvements artificiels imprimés au membre , et évidemment formée par la tête du fémur. Le pli de la fesse était effacé en arrière , et c'est dans cette direction et un peu en dedans qu'on reconnaissait le relief de l'extrémité articulaire déplacée. Une tuméfaction générale médiocre existait autour de la hanche, et l'exploration de cette région provoquait une douleur assez intense.

L'attitude du membre était celle d'une demi-flexion et d'une abduction très-légères. On pouvait artificiellement augmenter cette inclinaison sans faire beaucoup souffrir le malade ; mais on ne pouvait ramener le membre affecté au parallélisme du membre sain que par de très-fortes tractions et au prix de vives douleurs. Le pied et le genou n'indiquaient qu'une faible tendance à la rotation en dehors.

Le membre, mesuré dans l'attitude que lui donnait la lésion, avait cinq centimètres de plus que celui du côté opposé, ramené à une attitude analogue. Mais si on mettait les deux membres dans l'extension pour mieux établir le parallélisme, le membre gauche paraissait encore plus long que dans l'attitude précédente, sans que l'inclinaison du bassin contribuât à cette longueur excédante. Les muscles étaient très-fortement tendus et se dessinaient sous la peau en cordes très-saillantes, notamment le droit interne, les adducteurs et les muscles biceps et demi-tendineux ; aussi la jambe était-elle légèrement fléchie sur la cuisse.

Les signes présentés par le malade ne laissant aucun doute sur l'existence d'une luxation de la tête du fémur en bas, nous nous décidâmes sur-le-champ à faire de nouvelles tentatives de réduction, et nous reprîmes tout d'abord les essais faits par M. le docteur Barthès, espérant que si nous pouvions, par des tractions parallèles à l'axe du membre, dégager la tête de ses nouveaux rapports, l'action même des muscles la ferait rentrer dans la cavité cotyloïde. Un lit fut aussitôt préparé sur un plan rapproché du sol et propice aux manœuvres chirurgicales. Le malade fut couché et assujéti de manière à assurer une exacte contre-extension. Des aides vigoureux furent chargés de ce dernier point, et quatre aides non moins bien doués de force et d'adresse eurent pour mission d'exécuter des tractions graduées dans la direction naturelle du membre, à l'aide d'un lacs extensif appliqué au bas de la jambe et sur le pied. Les tractions quoique fortes et méthodiques n'ayant rien effectué, et la contraction des muscles de la cuisse paraissant d'autant plus puissante qu'on exerçait des tractions plus intenses, nous eûmes recours à l'anesthésie artificielle. Le malade inhala du chloroforme jusqu'au degré anesthésique convenable, et les essais de traction furent repris ; mais nous ne réussîmes pas mieux à vaincre la résistance qui retenait la tête du fémur dans sa position anormale.

Nous substituâmes alors, et après vingt minutes d'essais infructueux, la méthode de la flexion à celle de l'extension. Un aide fut chargé de maintenir le bassin, pendant que nous agissions avec M. Barthès pour fléchir la cuisse sur l'abdomen. La flexion simple, alternativement exercée par mon confrère et par moi, nous parut devoir agir plus favorablement que les extensions réitérées ; néanmoins, et malgré la mobilité imprimée à la tête du fémur, celle-ci n'avançait pas vers la cavité cotyloïde. Nous combinâmes alors les tractions et la flexion, en agissant de la manière suivante : M. Barthès plaça son épaule sous le jarret du malade, inclina la cuisse sur le bassin, et mit toute sa force à tirer dans ce sens, pendant qu'un aide retenait énergiquement le bassin. Pendant ces doubles tractions en sens opposé, j'agissais moi-même vers la racine du membre, pour porter la tête du fémur en haut, en avant et un peu en dehors. Ces efforts combinés furent soutenus pendant quelques instants, et nous eûmes la satisfaction d'entendre le bruit caractéristique qui annonce la rentrée de la tête osseuse dans sa cavité. Dès ce moment, nous reconnûmes que le membre avait repris sa forme et sa longueur normales, et que tous les signes de la réduction étaient prononcés. Le malade, qui était encore dans un sommeil anesthésique incomplet pendant la dernière tentative de réduction, déclara n'avoir point souffert, et exprima toute sa joie d'un succès dont il avait presque désespéré.

On suivit après la réduction les précautions ordinaires exigées par cette opération, et le malade s'est rétabli complètement et sans accidents. Le docteur Barthès m'écrivait ainsi à la date du 28 août : Le malade a été un peu agité la nuit qui a suivi la réduction : l'application de compresses froides a amené du calme. Depuis lors il n'a plus souffert ; les deux cuisses ont la même longueur, et Ferrus est aujourd'hui parfaitement guéri. Il ne boite pas, et a pu venir ce matin à l'atelier.

Réflexions. — Bien qu'il soit à désirer que l'attention des observateurs se porte encore sur les faits du genre de ceux qui précèdent, et qu'on ne puisse pas tracer une histoire complète des luxations de la tête du fémur en bas avec les matériaux que nous avons réunis, on peut cependant en induire des notions utiles sur les principaux points concernant cette espèce de luxation, et esquisser sa description. Déjà M. Nélaton (1) a intercalé un essai descriptif de ce genre dans un exposé général des luxations du fémur, en s'appuyant sur une base moins large et en se servant seulement des observations de MM. Billard, Robert et Desprez ; mais cet essai, peut-être un peu prématuré, tend à confondre les luxations en bas ou sous-cotyloïdiennes avec les luxations en arrière et en bas qui sortent du cadre des déplacements que nous étudions. Dans l'observation de Billard (2), par exemple, il est dit que la tête du fémur, située au-devant de l'échancrure sciatique, était appliquée au côté externe de l'épine sciatique, et par conséquent en arrière et en dehors de la cavité cotyloïde. Cette observation ne saurait donc rentrer dans la série des luxations qui méritent véritablement le nom de luxations en bas ou sous-cotyloïdiennes ; et, avant tout, il importe de bien limiter la région dans laquelle ces luxations peuvent s'effectuer.

Or, il existe au-dessous de la cavité cotyloïde une éminence osseuse, à direction à peu près transversale, donnant attache à des muscles nombreux et séparée de la cavité articulaire par une rainure : c'est la tubérosité sciatique, dont le grand diamètre représente l'étendue sur laquelle peut reposer la tête du fémur lorsqu'une violence quelconque l'a portée en bas. La luxation qui se produit dans ce cas a donc pour condition le contact de la tête du fémur avec la tubérosité sciatique ; et c'est ce qu'a voulu exprimer M. Gerdy lorsque, dans sa classification des luxations basée sur les rapports que contracte la tête du fémur, il a proposé de désigner la luxation de ces os en bas sous le nom d'*ischiatique*.

(1) Eléments de pathologie chirurgicale, T. II, p. 434 et suiv.
(2) Arch. gén. de méd., 1re année, T. III, p. 539.

Cette première détermination pourra nous expliquer certaines divergences relatives à la symptomatologie ; car il est évident que les signes des luxations du fémur en bas ne sauraient être les mêmes suivant les points où repose la tête de l'os. En effet, le diamètre de la tubérosité sciatique ayant environ quatre centimètres d'étendue chez l'adulte, les caractères extérieurs du déplacement du fémur devront varier suivant que la tête de l'os correspondra à l'extrémité externe, à l'extrémité interne ou au milieu de la tubérosité sciatique. Cette variabilité de position s'explique d'ailleurs, non-seulement par l'étendue de la tubérosité, mais surtout par la forme de ce relief osseux qui représente une condition ingrate pour la réception de la tête du fémur déplacée. Nous avons déjà vu que ce n'était que dans des circonstances exceptionnelles que ces luxations pouvaient se produire, qu'il fallait le concours de causes efficientes énergiques et particulières pour triompher des obstacles naturels qui rendent les déplacements du fémur en bas très-difficiles ; nous pouvons ajouter que rien ne favorise non plus la position fixe de la tête du fémur dans un point donné de la tubérosité sciatique. Dans les autres espèces de luxations fémorales, la tête aboutit naturellement à une dépression, à une échancrure ou à telle portion osseuse du bassin qui se prête à la réception de la tête du fémur. Ici, au contraire, la position de l'os luxé ne doit rien à la forme de la partie vers laquelle il est poussé, et le rapport anormal qui représente la luxation est le fait exclusif des violences extérieures qui l'ont produit. Il doit en résulter une variabilité d'autant plus grande dans le siége qu'affecte la tête du fémur, qui, suivant la contingence de ces causes, sera portée tantôt vers un point, tantôt vers un autre de la tubérosité sciatique.

Dans les faits qui ont servi de base à la description de M. Nélaton, la tête de l'os était portée vers l'extrémité externe du diamètre de la tubérosité sciatique, et notre collègue a le soin de faire remarquer que, dans cette luxation, on peut constater de légères variations dans la position de la tête du fémur, qui est tantôt un peu plus en avant, tantôt un peu plus en arrière, sans que le type de l'affection soit différent. Nous irons plus loin sous ce rapport, et, en prenant les faits pour guide, nous établirons que la tête du fémur peut être portée tout-à-fait en dedans de la tubérosité sciatique, comme dans l'observation citée par M. Jules Roux, et que, dans d'autres cas, l'abaissement direct du fémur peut mettre sa tête en contact avec la face antérieure de la tubérosité sciatique, et jusqu'avec son bord inférieur, comme cela s'était produit dans le cas que nous avons rapporté. Ce dernier exemple concernerait de plus près que les autres la véritable luxation en bas, parce qu'il établit une translation de la tête du fémur dans ce sens, faisant suite au diamètre vertical de la cavité cotyloïde ; tandis que, dans les autres cas, la direction de l'os affecte une certaine obliquité qui le rapproche à un degré variable, soit de la série des luxations postérieures, soit de la série des luxations antérieures. Les observations citées par MM. Robert et Desprez marquent la transition entre les luxations dans l'échancrure sciatique et les luxations sous-cotyloïdiennes. Le fait de M. Jules Roux marque, à son tour, la transition entre ces dernières et la luxation sous-pubienne ou dans la fosse ovale. Quant au fait que nous avons observé, il se rapprocherait plutôt de celui de M. Jules Roux que de ceux de MM. Robert et Desprez ; mais comme la tête de l'os était plus directement portée vers le milieu de la tubérosité sciatique, il présenterait, si nous ne nous abusons, un exemple plus complet de véritable luxation du fémur directement en bas.

La variabilité dans la position de la tête de cet os étant admise, et les limites de cette position étant comprises entre les extrémités du diamètre transverse de la tubérosité sciatique, on doit constater des différences symptomatologiques relatives au siége de la tête du fémur. Ces différences sont même assez prononcées pour que les luxations qui se font à l'extrémité externe de la tubérosité sciatique ressemblent aux luxations qui se font en arrière et en dehors de la cavité cotyloïde. M. Nélaton décrit les symptômes de cette luxation comme une simple modification des symptômes des luxations postérieures qu'il nomme iléo-ischiatiques. Il y a saillie de la fesse en dehors et en bas, la tête du fémur est immédiatement sentie par le toucher au-dessus de l'ischion. Il y a abaissement et projection en arrière du grand trochanter ; la cuisse est légèrement fléchie dans l'adduction et la rotation en dedans ; la jambe est un peu fléchie sur la cuisse. Le membre est allongé d'un ou deux centimètres dans l'extension ; il y a raccourcissement dans la flexion ; les mouvements communiqués sont possibles, excepté ceux de l'abduction et de la rotation en dehors.

Il serait impossible de reconnaître dans ce tableau symptomatologique les caractères extérieurs d'une luxation directement en bas ; les symptômes diffèrent du moins totalement de ceux qui sont indiqués dans l'observation de M. Jules Roux, où l'on remarque l'abduction du membre, sa rotation en dehors et un allongement beaucoup plus considérable.

Dans notre observation, où il s'agit d'une manière plus certaine d'une luxation directement en bas, nous remarquons surtout l'allongement du membre avec une forte tension musculaire, la saillie de la fesse avec sensation de la tête du fémur au niveau de la tubérosité sciatique, la dépression et l'abaissement du trochanter, une légère flexion de la cuisse et de la jambe, un commencement d'abduction et de rotation en dehors.

Les différences symptomatologiques de ces variétés de la luxation en bas s'expliquent, ainsi que nous avons cherché à l'établir, par l'étendue de la surface sur laquelle peut reposer la tête du fémur portée vers la tubérosité sciatique. Sans doute aussi, il faut faire une part à l'état des muscles qui se rendent de cette tubérosité vers le fémur, et qui peuvent contribuer à la rotation dans tel ou tel sens. Dans le cas signalé par M. Robert, le carré crural qui est un rotateur en dehors était déchiré, et conséquemment cessait de pouvoir exercer son action ordinaire. La contusion ou la déchirure de tels autres organes musculaires, dont on comprend très-bien la possibilité, peuvent aussi contribuer à produire des modifications symptomatiques propres à jeter de l'obscurité sur le diagnostic. Mais il restera toujours pour caractères communs de ces luxations, l'allongement du membre et la saillie de la tête du fémur dans un des points du contour ou de la surface de la tubérosité sciatique.

On a discuté, à propos du fait de M. Robert, la question de savoir si la luxation de la tête du fémur sur la tubérosité scia-tique était complète ou incomplète. Cette question n'eût pas été posée si M. Malgaigne, qui semble avoir pris à tâche de mettre en doute tous les points de l'ancienne doctrine chirurgicale, n'avait émis et soutenu la proposition que la plupart des luxa-tions coxo-fémorales sont incomplètes. D'après une note que M. Robert a bien voulu nous communiquer, la luxation qu'il a observée serait réellement incomplète. M. Laugier (1), rai-sonnant sur le même fait, pense et argumente dans un sens opposé; nous nous abstenons de juger la question sur ce cas particulier. Mais il nous semblerait difficile de refuser la qua-lification de complète à la luxation que nous avons observée, puisqu'il y avait environ six centimètres d'allongement dans le membre déplacé; ce qui suppose d'ailleurs une grande puis-sance dans la cause qui a déterminé la luxation, et une grande étendue dans la déchirure de la capsule qui a dû se faire en arrière.

Il serait important de déterminer le point où se fait la déchi-rure de la capsule qui livre passage à la tête du fémur dans les luxations en bas. Je serais porté à penser que cette déchirure, vu la flexion forcée nécessaire pour que la luxation se produise, respecte les fibres supérieures de la bande fibreuse disposée en demi-ceinture qui renforce en arrière la partie supérieure ou cotyloïdienne du ligament capsulaire. Si, comme il y a lieu de le présumer, la tête de l'os se fait jour au-dessous de cette bande fibreuse, celle-ci doit, après la luxation, coiffer la tête du fémur passée au-dessous et la retenir dans cette position. Cette circonstance expliquerait comment la tête osseuse se maintient dans des rapports en apparence aussi instables que ceux qui peuvent exister entre la surface sphérique qu'elle

(1) Dictionnaire de médecine, article *Hanche*, T. XV, p. 51.

représente et la surface de la tubérosité sciatique, qui elle aussi est convexe et impropre à servir de réceptacle ou de point d'arrêt à l'os déplacé. On s'expliquerait par la même disposition comment on éprouve tant de difficultés à réduire, surtout par la méthode de l'extension, des déplacements qui sembleraient nécessiter moins d'efforts que les autres, si on n'avait égard qu'à l'obstacle que présente ordinairement la contraction musculaire, car cette contraction devrait se faire au profit de la restitution de l'os dans sa place normale. De nouvelles observations et des dissections d'articulations luxées seraient nécessaires pour vérifier ou infirmer cette conjecture.

Quoi qu'il en soit, la réduction des luxations du fémur en bas a présenté dans les cas cités des difficultés très-grandes, lorsqu'on a voulu mettre en usage la méthode extensive recommandée surtout par nos devanciers dans le traitement des luxations coxo-fémorales. Cela résulte surtout des détails consignés dans l'observation de M. Jules Roux et dans la nôtre. Dans le premier cas, à la vérité, l'accident datait déjà de trente-cinq jours, et l'on serait autorisé à attribuer à ces essais tardifs de réduction les difficultés qu'on éprouva à réduire la luxation par la méthode extensive. Mais, dans le cas que nous avons rapporté, les tentatives furent faites peu de temps après l'accident; elles furent réitérées plusieurs fois, sans réussir à dégager l'os de sa position nouvelle malgré l'application graduée et régulière des forces extensives, et malgré l'emploi du chloroforme. Il fallut recourir à la flexion, en la combinant avec des tractions opérées sur le fémur maintenu dans cette position, pour attirer la tête de l'os vers la cavité cotyloïde et décider sa rentrée.

Cette nouvelle preuve de l'efficacité thérapeutique de la méthode de la flexion pour la réduction des luxations coxo-fémorales, s'ajoute aux faits déjà nombreux qui tendent à établir la supériorité de ce moyen sur les extensions ordinaires. La méthode de la flexion, dont on doit l'idée à un chirurgien assez obscur du dernier siècle, nommé Maisonneuve, que le docteur Collin a préconisée à Montpellier il y a plus de vingt ans, et dont M. Desprez s'est fait depuis l'heureux patron, a déjà réussi entre les mains de beaucoup d'opérateurs, et tend à se généraliser de plus en plus. D'abord appliquée aux luxations sous-pubiennes, elle a été ensuite étendue aux luxations iliaques; elle ne s'est pas montrée moins utile pour les luxations sacro-sciatiques, et c'est elle seule qui a pu favoriser la rentrée de l'os dans le cas de luxation en bas que nous avons observé. On comprend que, dans l'état de tension où se trouvent les muscles de la cuisse dans la luxation en bas, la flexion du membre sur le bassin puisse neutraliser leur résistance, et faciliter, en outre, le dégagement de la tête osseuse, retenue peut-être par l'écharpe fibreuse sous-cotyloïdienne. Il est du moins démontré par l'expérience qu'avec moins d'efforts on obtient plus d'effet, et si l'on combine avec les tractions exercées sur le membre fléchi une direction régulière imprimée à la tête du fémur, on obtient promptement sa réduction.

Des faits et des considérations qui précèdent, nous croyons pouvoir conclure :

Que la luxation du fémur en bas ou sur la tubérosité sciatique est possible, et qu'elle doit être ajoutée aux luxations connues de l'articulation coxo-fémorale;

Que cette luxation présente des variétés qui consistent dans la projection de la tête du fémur vers les extrémités de la tubérosité sciatique ou vers sa partie moyenne;

Que cette dernière variété, dont nous avons fourni un exemple, représente véritablement la luxation directe du fémur en bas, tandis que les autres tendent à la rapprocher, soit des luxations sacro-sciatiques, soit des luxations sous-pubiennes;

Que les symptômes de la luxation du fémur en bas, et surtout ceux qui se caractérisent par la rotation du membre en dedans ou en dehors, se modifient suivant les variétés sus-énoncées;

Que la méthode de réduction qui consiste en des tractions exécutées sur le membre fléchi est la plus efficace.

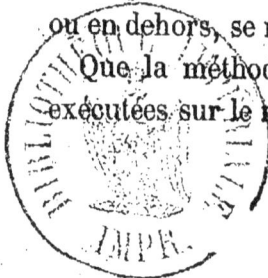

www.ingramcontent.com/pod-product-compliance
Lightning Source LLC
Chambersburg PA
CBHW070159200326
41520CB00018B/5472